Bernhard Johannes Schmidt

AF199724

Autismus

und
der Kühlschrankmutter Mythos

Eine Rehabilitierung
Bruno Bettelheims

Beiträge zur Wissenschaftspsychologie

Für
Andreas

Beiträge zur Wissenschaftspsychologie

Bernhard J. Schmidt

Autismus
und der Kühlschrankmutter Mythos
Eine Rehabilitierung Bruno Bettelheims

ISBN: 978-3744833875

Herstellung und Verlag:
BoD – Books on Demand, Norderstedt.

Bibliografische Information der Deutschen Nationalbibliothek:
Die Deutsche Nationalbibliothek verzeichnet diese Publikation
in der Deutschen Nationalbibliografie; detaillierte bibliografische
Daten sind im Internet über http://dnb.dnb.de abrufbar.

Inhaltsverzeichnis

I. Vorwort..7

II. Historischer Kontext.......................................9

   1 Behandlung von Autisten..............................9

   2 Wissenschaftspositionen 10

      2.1.a Rimland – Nature............................12

      2.1.b Bettelheim – Nurture 13

     2.2 Vygotskij – KHK..............................14

   3 Therapeutische Positionen.........................17

     3.1 Bettelheim „Erfolgreiche Therapie autistischer

     Kinder"...17

     3.2 Rimland: ABA.................................19

   4 Rimland und Lovaas...................................19

III. Problematische Perspektiven Bettelheims...............23

   1 KZ-Erfahrung...23

   2 Stress und Stimming.................................25

   3 Viszerale Reize / Hyposensibilität.............28

   4 Psychoanalytische Perspektive 30

   5 Missbrauch 32

IV. Richtige Positionen...36

V. Der Kampf um Deutungshoheit...........................37

   1 Bettelheims Kritik an Rimland..................37

   2 Bettelheims Kritik an ABA.......................40

   3 Diskreditierung Bettelheims......................42

     3.1 Angriff 1: der Kühlschrankmutter Mythos...........43

      3.1.a Belege für die „Kühlschrankmutter".............44

      3.1.b Belege dagegen.............................46

3.1.c Zusammenfassung..54

3.2 Angriff 2: Zweifel an der Befähigung/Ausbildung

Bettelheims..54

3.3 Angriff 3: Gewaltvorwürfe gegen Bettelheim.......56
4 Vermischung von Wissenschaft und Elternschaft........58

4.1 Narzissmus...59
5 Verdrehung der Tatsachen..61
VI. Rückblick..64
1 Aus Wissenschaft wird ein gefährlicher Mythos..........66

1.1 Beschränkung der Therapieansätze......................68

1.2 ABA als vermeintlicher „Goldstandard"...............71
VII. Ausblick..72
Literaturverzeichnis..73

I. VORWORT

Die „Kühlschrankmutter" ist einer der zentralen Mythen
im Bereich der Autismus-Forschung. Und wurde und
wird immer mit Bruno Bettelheim und seinem Buch „The
Empty Fortress" in Zusammenhang gebracht.
Doch das ist ein Mythos!
Und es ist ein Mythos, der sowohl die Autismus-Forschung als auch die Entwicklung von Förderungen für
Autisten über mehr als 50 Jahre negativ geprägt hat.
Durch die Diskreditierung Bettelheims und seines psychodynamischen Ansatzes durch den „Kühlschrankmutter" Mythos, so meine Hypothese, ist jegliche Entwick-
lung verhindert worden.
Wie auf dem Jahrmarkt das Karussell, so dreht sich seit
50 Jahren die „Forschung" ergebnislos um die Suche
nach neurophysiologischen Ursachen.
Und die „Therapie" für Autisten ist bis heute über ABA
(Applied Behavior Analysis) kaum hinausgekommen.
Ausnahmen bilden hier nur die „Kind zentrierten" Ansät-
ze, die sich parallel zur „Forschung" in einigen Ländern
entwickelt haben.
Im Folgenden geht es um eine kritische Darstellung des
Ansatzes von Bettelheim, ohne diesen in irgendeiner
Weise idealisieren oder glorifizieren zu wollen.

An Bettelheim gibt es viel zu kritisieren – aber eine „Kühlschrankmutter" als Ursache von Autismus findet sich bei ihm definitiv nicht!

Dies ist ein Mythos, der, so eine weitere Hypothese, von den Widersachern Bettelheims, insbesondere Rimland und Lovaas, in die Welt gesetzt wurde.

Die Überprüfung dieser Hypothese überlasse ich gerne Historikern, die über eine entsprechende Ausbildung verfügen.

Sicher dagegen ist, dass durch den „Kühlschrankmutter" Mythos die wissenschaftliche Ebene verlassen und auf eine emotionale verschoben wurde.

Statt den psychodynamischen Ansatz Bettelheims wissenschaftlich auf seine Fehler und Stärken zu überprüfen, hieß es fortan „Bettelheim beleidigt die Mütter/Eltern". Wenn es also im Klappentext der Auflage zum 50jährigen Jubiläum von Rimlands „Infantile Autism" heißt:

„*He [Rimland] single-handedly realigned the field from a psychodynamic, parent-blaming perspective to a scientific, physiological course of action.*", dann ist das genaue Gegenteil der Wahrheit. Mit dem Mythos des „parent-blaming" wurde der wissenschaftliche Boden definitiv verlassen. Dazu muss aus heutiger Sicht festgestellt werden, dass Bettelheim der Lösung des Autismus-Rätsels wesentlich näher war als Rimland und Lovaas.

Hervorhebungen in den Zitaten immer durch mich.

II. HISTORISCHER KONTEXT

Aus heutiger Sicht erscheint vieles als merkwürdig, was vor mehr als 50 Jahren gedacht und gemacht wurde. Beurteilt man das Denken und Handeln der Menschen von damals mit unseren heutigen Erkenntnissen, dann führt das zu einer Verzerrung der Wahrnehmung. Der historische Kontext, auch zur Beurteilung der Leistung Bettelheims, ist also in Betracht zu ziehen.

1   Behandlung von Autisten

In den 1960er Jahren fand die „Behandlung" von Kindern mit geistiger Behinderung oder psychischen Störungen auf einer sehr rudimentären und häufig aus heutiger Sicht grausamen Stufe statt. So schildert Bettelheim,
*„... daß ein zweites Kind, ein Jahr bevor es zu uns kam und ohne daß wir darüber informiert worden wären, einer langen **Elektroschockbehandlung** unterzogen worden war, ..."* [Bettelheim (1983)]

Eine Unterbringung in „Heilanstalten", in denen die „Behandlung" häufig wenig zimperlich und in keiner Weise psychotherapeutisch ausgerichtet war, war eher die Regel

9

als die Ausnahme. Es waren mehr oder weniger Verwahranstalten.

*„Ungefähr ein Jahr später erfuhren wir, daß man Laurie kurz nach ihrem Fortgehen von uns in eine öffentliche **Heilanstalt für geistesgestörte Kinder** gegeben hatte."* [Bettelheim (1983)]

Der Ansatz der „Orthogenic School", deren Leiter Bettelheim über viele Jahre war, war somit für damalige Verhältnisse wirklich revolutionär.

2   Wissenschaftspositionen

Anders als in Russland, wo Vygotskij bereits 1929 [Vygotskij (1929)] durch das „Kultur Historische Konzept" eine Synthese aus Anlage und Umwelt entwickelt hatte, wurden in Westeuropa und den USA Anlage (Nature) und Umwelt (Nurture) nicht nur im Bereich Autismus noch als sich weitgehend ausschließende Gegensätze gedacht. Dabei steht Bettelheim stellvertretend auf der „Nurture" (Umwelt), sein Widersacher Rimland dagegen auf der „Nature" (Anlage) Seite.

"Vor einiger Zeit hat Bloom (1964) eine scharfsinnige Analyse veröffentlicht, die sich mit allen ernstzunehmenden Längsschnittuntersuchungen zur menschlichen Ent-

wicklung befaßte. Diese Analyse zeigt auf, auf welche Weise und in welchem Maße die Umwelt gewisse menschliche Merkmale, vor allem aber die Intelligenz, beeinflussen kann. Sie belegt, daß die Auswirkungen einer ungünstigen Umwelt hauptsächlich dazu führen, daß die Entwicklung dieser Merkmale blockiert wird. Die Entwicklung anderer Merkmale kann durch eine solche Umwelt gestört werden, doch ist eine derartige Umgebung nicht in der Lage, Wesensmerkmale zu erzeugen, die nicht in allen Menschen vorhanden sind."
[Bettelheim (1983)]

Bettelheim schließt aber die Diskussion über (Erb-)Anlagen nicht aus, hält diese nur nicht für fruchtbar.

*„Obwohl es mannigfache Forschungsarbeiten gibt, die sich mit dem Problem des Autismus befassen, ja obwohl es ganze Bücher zu diesem Thema gibt – man denke nur an die Werke von Rimland, Bosch und an das hier vorliegende Buch -, **weiß man immer noch zu wenig über den infantilen Autismus, um das Problem Organizität versus psychogener Ursprung lösen zu können. Als heuristische Hypothesen sind beide Ansätze insofern von Wert als sie – zusammen genommen – keine Möglichkeit außer acht lassen.** Obgleich ich die Hypothese, wonach der Autismus auf einen ursprünglich organischen Defekt zu-*

rückzuführen sein soll, nicht anerkenne, möchte ich die Möglichkeit, daß sich ein solcher Defekt später einsteht, nicht ausschalten. Ich neige zu der Ansicht, daß der Infantile Autismus zwar weit davon entfernt ist, organischen Ursprungs zu sein, daß er jedoch, wenn er zu lange fortbesteht, nicht wiedergutzumachende Auswirkungen haben kann. Das gilt indes nicht für die Affekte - denn bei fast allen autistischen Kindern, mit denen wir lange genug arbeiteten, konnten wir die volle affektive Funktionsfähigkeit wiederherstellen -, sondern für die geistigen oder Ich-Funktionen." [Bettelheim (1983)]

2.1.a   Rimland – Nature

Rimland hatte 1964, also bereits drei Jahre vor Bettelheims Buch „The Empty Fortress", das Buch „Infantile Autism: The Syndrome and Its Implications for a Neural Theory of Behavior" veröffentlicht. In diesem entwickelt er eine Theorie von Autismus als einem vererbten neurologischen Defekt. Und lehnt jeglichen psychodynamischen Ansatz ab. Diese Position kritisiert Bettelheim in „The Empty Fortress" sehr deutlich (siehe dazu auch Kapitel V. 1.).

2.1.b   Bettelheim – Nurture

Bettelheim schließt physiologische Ursachen nicht aus, vertritt aber die Postion, dass zum Verständnis des Verhaltens von Menschen das Verständnis vererbter Anlagen weniger wichtig ist.

„Da Kanner zu dem Schluß gelangte, daß diese Störung angeboren sein müsse, hat er es leider unterlassen sich die Frage zu stellen, die wir - vor allem seit Freud – für unerläßlich halten, wenn es um das Verständnis psychologischen Verhaltens geht. Diese Frage aber lautet: Warum verhält sich eine Person so und nicht anders? Eine solche Frage ist unvermeidlich, es sei denn, wir nehmen an, daß Verhalten ausgeführt wird, ohne daß der Ausführende – ähnlich dem sich bewegenden Spastiker - irgendeine Wahl hätte. Wenn man diese Frage jedoch unterläßt, unterläßt man es auch, die Motivation der Person zu verstehen, so daß man sich nur zu leicht versucht fühlt, das, was im Sinne eines konventionellen Verhaltens offensichtlich keinen Sinn ergibt, einem angeborenen Defekt zuzuschreiben." [Bettelheim (1983)]

Für Bettelheim steht die Untersuchung aller Umstände, durch die es zum Rückzug autistischer Kinder kommen kann, im Vordergrund:

„Was mich als erstes verwirrte und mein Interesse für diese Kinder weckte, war die Tatsache, daß sie offenbar der Menschheit und der Gesellschaft vorsätzlich den Rücken kehren. Wenn ihre Erfahrung der Wirklichkeit dazu führte, daß sie diese völlig ablehnten, lag hier eine sehr wichtige Erkenntnis in bezug auf diese Wirklichkeit oder auf den Teil dieser Wirklichkeit, der jene Ablehnung auslöste. Wenn wir verstehen würden, welche Aspekte der Wirklichkeit einem Teil der Menschheit solchen Schaden zufügen, könnten wir – das war unsere Vorstellung – vielleicht wirksam etwas dagegen unternehmen."
[Bettelheim (1983)]

2.2   Vygotskij – KHK

Man muss davon ausgehen, dass das „Kultur Historische Konzept" Vygotskijs, dass dieser u.a. in den „Fundamentals of Defectology" bereits 1929 dargelegt hatte, durch Weltkrieg und antagonistische politische Systeme in West und Ost, in Europa und den USA nicht bekannt war.
Für Vygotskij war, dargestellt hauptsächlich an blinden und taubstummen Kindern, der zentrale Punkt, dass ein

angeborener „Defekt" erst im Zusammenspiel mit der sozialen Umgebung, mit der Enkulturation, problematisch wird.

„If we subtract visual perception and all that relates to it from our psychology, the result of this subtraction will not be the psychology of a blind child. In the same way, the deaf child is not a normal child minus his hearing and speech. Pedology has long ago mastered the idea that if viewed from a qualitative perspective, the process of child development is, in the words of W. Stem, "a chain of metamorphoses" (1922). Defectology is currently developing a similar idea. A child in each stage of his development, in each of his phases, represents a qualitative uniqueness, i.e., a specific organic and psychological structure; in precisely the same way, a handicapped child represents a qualitatively different, unique type of development. Just as oxygen and hydrogen produce not a mixture of gases, but water, so too, says Guertler, the personality of a retarded child is something qualitatively different than simply the sum of underdeveloped functions and properties." [Vygotskij (1929)]

Wie nahe sich Bettelheim und Vygotskij in ihren Positionen sind, zeigen Zitate aus den Werken von beiden:

„Ich führe dieses Beispiel an, weil man ebenfalls beobachtet hat, wie die Mutter eines blinden oder tauben Kindes es zuließ, daß ihr Säugling nach dem Löffel griff, um diesen zusammen mit ihr zu halten; wie sie sich über seine ungeschickten und wirkungslosen Bemühungen, ihr beim Füttern zu helfen und sich selbst zu füttern, freute; wie sie seinen Spaß am Essen teilte, obwohl er es um seinen Mund herum verschmierte. Auf diese Weise wird durch die Fütterung Wechselseitigkeit zwischen den beiden hergestellt, obwohl das blinde Kind nicht die Freude im Gesicht der Mutter sehen, das taube Kind nicht die Freude aus ihrer Stimme heraushören kann.“
[Bettelheim (1983)]

„The unfortunate lot of the blind is not brought about by the physical condition of blindness, which by itself is not a tragedy. Blindness serves only as the ground for the onset of a series of tragedies. "Lamentations and sighs," Shcheihina ... describes an incident in a school for the blind when "the attendant had to feed an eight-year old boy with a spoon simply because his family never permitted him the opportunity of learning to eat by himself.“
[Vygotskij (1929)]

Wäre Vygotskij in den USA bekannt gewesen, wäre der Disput zwischen Bettelheim und Rimland mit ziemlicher Sicherheit anders ausgegangen.

3 Therapeutische Positionen

Ausgehend von den sehr unterschiedlichen Positionen zwischen „Anlage" und „Umwelt" sind natürlich auch die therapeutischen Positionen divergent.

3.1 Bettelheim „Erfolgreiche Therapie autistischer Kinder"

Bettelheim, ausgehend von einem psychodynamischen Ansatz, setzt auf die Schaffung eines günstigen Milieus für die Entwicklung der (geistesgestörten) Kinder.
Mit diesem Ansatz ist er der damaligen Zeit weit voraus.

„Er will keine Heilung um jeden Preis, keine oberflächliche Symptombehandlung, kein gewaltsames Herausreißen des autistischen Kindes aus seiner verrückten Innenwelt. Seine Erfolge gründen darauf, daß er Bedingungen fur diese Kinder schafft, die es den Kindern selbst ermöglichen, in freier Entscheidung aus ihrer Welt herauszukommen. Erst wenn der Therapeut seinem Hochmut entsagt, besser wissen zu wollen, wie diese Kinder leben

sollen, und seine Aufgabe darin sieht, den Kindern zu helfen, ihren Weg zu finden – erst dann, wenn sie diesen Weg gefunden haben, kann die Therapie zu einem Erfolg führen." [Stork, Jochen, Vorwort zu Bettelheim (1983)]

Mit seinem psychodynamischen, milieutherapeutischen Ansatz ist Bettelheim ein Vorläufer der wenigen heutigen Kind-zentrierten Förderprogramme für autistische Kinder.

„*In den meisten mir bekannten Institutionen besteht, das gilt sogar für die Behandlung des psychotischen Kindes, der wesentliche Ansatz darin, daß man das kranke Kind die Welt so sehen lassen möchte, wie sie wirklich ist. Genau dazu aber ist das psychotische Kind nicht fähig. Wir sahen nun unsere Aufgabe darin, für das Kind eine Welt zu schaffen, die völlig verschieden ist von der, die es voller Verzweiflung verlassen hat, eine Welt auch, in die es jetzt schon, so wie es ist, eintreten kann. Das heißt, das Kind muß das Gefühl haben, daß wir in seiner privaten Welt bei ihm sind, und nicht, daß es noch einmal die Erfahrung macht, daß »jeder mich aus meiner Welt heraus in die seine holen möchte«. Wie schaffen wir das?*"
[Bettelheim (1983)]

18

3.2   Rimland: ABA

Ausgehend von Autismus als einem vererbten neurologischen Defekt, steht Rimland dem behavioristischen Ansatz Lovaas´ (ABA – Applied Behavior Analysis) sehr
nahe.

*„Bernard Rimland, a psychologist and parent of an auti-
stic child, joined other parents to found the National Society for Autistic Children (now the Autism Society of
America) [ASA] to promote intensive behavioral inter-
ventions that have evolved to become the goldstandard
treatment for autism."* [Baker (2010)]

4   Rimland und Lovaas

Rimland und Lovaas hatten zusammen mit Eltern autistischer Kinder bereits 1965, also zwei Jahre vor Bettelheims „The Empty Fortress", die „Autism Society of
America" (ASA) gegründet. Also nicht, wie häufig falsch
dargestellt, erst als Folge des Buches von Bettelheim!

*„The Autism Society of America (ASA) was founded in
1965 by Bernard **Rimland** and Ivar **Lovaas** together with
Ruth C. Sullivan and a small group of other parents of
children with autism. Its original name was the National*

Society for Autistic Children; the name was changed to emphasize that children with autism grow up. It is the oldest and one of the largest grassroots organization in the autism community with over 50,000 members and supporters connected through a network of nearly 200 chapters in the United States. The ASA's goal is to increase public awareness about autism and the day-to-day issues faced by people with autism as well as their families and the professionals with whom they interact. The organization advocates for programs and services for the autism community, and is a leading source of information, research, and reference on the condition."

Quelle: en.wikipedia.org

Sowohl an der theoretischen Position Rimlands als auch am ABA-Ansatz Lovaas´, beides Grundlagen der ASA, hat Bettelheim dagegen in seinem Buch deutliche Kritik geübt.

In der Folge der Gründung der ASA und der Verschiebung des Nature/Nurture-Streits auf die emotionale Ebende des „parent-blaming" verliert die Wissenschaft ihre Unabhängigkeit, hört auf, Wissenschaft zu sein.

„Parents of autistic children have lobbied Congress for research funding and formed major foundations of their

own (such as Autism Speaks, founded by an executive and grandparent of an autistic child) to promote research. **At a moment in time when the polarization over vaccines has created a deep rift between many parents and professionals, it is worth viewing today's conflict from the vantage point of history.** *Forgotten for the most part by physicians, the memory of the refrigerator-mother explanation of autism has fundamentally shaped the autism community. It is a story that continues to stand as a warning to the danger of shutting out the voices of parents in the name of a persuasive theory."* [Baker (2010)]

Weil angeblich (!) etwas in der Wissenschaft falsch gelaufen ist, dürfen Eltern alle Fehler dieser Welt begehen, ohne sich in irgend einer Art und Weise dafür rechtfertigen zu müssen?! Sie werden zu „Experten" erklärt.
Das führte – und führt noch heute – zu der Vielzahl von Irrtümern was z.B. die Ursache von Autismus betrifft.
Rimland selber war z.B. einer der Vertreter der „Impfungen als Ursache von Autismus"-Theorie, die sich bis heute bei den „Eltern-Experten" wider besseren Wissens hält.
Es muss einen auch nicht wundern, wenn bis heute alle möglichen anderen Kuren, Diäten und Heilmittel (z.B. MMS) unkritisch propagiert werden können.

21

Es ist eine verkehrte Welt, in der nicht mehr gut ausgebildete und mit kritischer Methodologie ausgestattete Wissenschaftler die Experten sind, sondern Eltern.

Wozu noch Pädagogen, Psychologen, Ärzte …, wenn Eltern die besseren Experten sind?

Wozu Jugendämter, Erziehungsberatungsstellen ...?

Als Folge des „Kühlschrankmutter" Mythos wurde nicht mehr kritisch danach geforscht, was richtig und hilfreich ist, sondern nur noch danach, was den Eltern gefällt.

Wenn Waterhouse (2013) schreibt:

„Bishop (2010) berichtete, dass Häufigkeit und Schwere von Autismus mit der des Down-Syndroms vergleichbar sind, dennoch werden sechsmal mehr Mittel zur Finanzierung der Autismusforschung aufgebracht als für die Erforschung des Down-Syndroms. Bishop bemerkte zudem, die Steigung der Kurve, welche das Wachstum der NIH-Finanzierung über die Zeit zeigt, ist dramatisch höher als bei jeder anderen Erkrankung."

dann liegt dies mit an Sicherheit grenzender Wahrscheinlichkeit an dem starken Einfluss, den Elternverbände wie die ASA und „Autism speaks" auf die Forschung genommen haben.

Und die Forscher haben sich widerstandslos gefügt, haben bereitwillig den Boden der Wissenschaft verlassen. Haben die Unabhängigkeit aufgegeben, und sich dem Diktat vermeintlicher Eltern-Experten gefügt.

III. PROBLEMATISCHE PERSPEKTIVEN BETTELHEIMS

An den Ideen und Positionen Bettelheims gibt es einiges zu kritisieren, was ich auch nicht unterlassen möchte. Wissenschaft bedeutet nicht, alles richtig zu machen, sondern sich einem kritischen Diskurs zu stellen.
Dieser wurde damals Bettelheim verweigert. Nun ist es an der Zeit, diesen nachzuholen.

1   KZ-Erfahrung

Bettelheim bringt in seine theoretischen Betrachtungen sehr stark seine KZ-Erlebnisse ein. Was auf der einen Seite mehr als verständlich ist, ist auf der anderen Seite auch hinderlich. Es wirkt doch häufig sehr gezwungen und als Projektion seiner Erlebnisse auf die Situation von autistischen Kindern.

„Das Bewußtsein, daß man ein Experiment nach Wunsch abbrechen kann, bewirkt, daß einen die entsprechende Erfahrung nie völlig überwältigen kann. Doch nicht die Erwartung, sondern die unwiderrufliche Gewißheit der Folter oder des Todes ist es, die die Persönlichkeit zerstört. Schon die bloße Tatsache, ein Experiment mitzumachen, um einer wissenschaftlichen Untersuchung zu die-

23

*nen, kann die eigene Selbstachtung in einem solchen
Maße stärken, daß allein schon dadurch die Erfahrung
nichts zerstörerisches mehr an sich hat."*
[Bettelheim (1983)]

Er übersieht dabei den großen Unterschied zwischen Kindern, die erst in die Welt und Gesellschaft durch soziale Interaktion hineinwachsen, und Erwachsenen, die aus ihrer bereits gefestigten Welt hinaus gerissen und in ein KZ gesteckt wurden.

*„Ähnlich wie der "institutionelle« Rahmen für alle Kinder, die Spitz (1945,1949) untersucht hat, derselbe war
(obwohl sich nicht alle zu dahinvegetierenden Kindern
entwickelten), waren die Bedingungen in den Konzentrationslagern für alle Häftlinge mehr oder weniger dieselben (obwohl nicht alle ähnlich reagierten). Man konnte
in den Lagern im Grunde genommen alle Kategorien
schizophrener Anpassung und Symptomatik beobachten –
und zwar in einem solchen Maße, daß eine Beschreibung
des Häftlingsverhaltens einen Katalog schizophrener Reaktionen ergeben hätte."* [Bettelheim (1983)]

Die Parallelen erscheinen dann doch sehr an den Haaren herbeigezogen.

24

„Und der »Muselmann«, den die SS-Leute nicht nur physisch, sondern auch emotional In den Griff bekamen, verinnerlichte die SS-Einstellung, die besagte, daß er kein Mensch sei, daß er nicht in eigenem Namen handeln dürfe, daß er keinen eigenen Willen besitze. Indem er also seinen inneren Erfahrungsbereich so umformte, daß er mit der äußeren Realität übereinstimme, gelangte er schließlich, wenn auch aus völlig anderen Gründen, zu einer Einstellung sich selbst gegenüber und zu einer Sicht der Welt, die der des autistischen Kindes stark äh-nelte." [Bettelheim (1983)]

2   Stress und Stimming

Auch die Bedeutung von Stress bei Autisten hat Bettel-heim nicht erkannt. Wie in Schmidt (2015) dargestellt, ist dagegen Stress neben Angst eines der Hauptprobleme bei Autisten.

„Nach Selyes (1956) Streßtheorie müßten diese Kinder zum Beispiel an einem totalen Erschöpfungszustand lei-den, da ihr Streß kein Ende findet. Doch das ist nicht der Fall. Im Gegenteil, ihre Abwehrreaktionen werden von immer neuer Energie gespeist. Doch sie benutzen nichts von dieser Energie dazu, sich der Realität, so wie wir sie sehen, anzupassen. Aus unserer Sicht tun sie kaum etwas

25

oder gar nichts. Stattdessen konzentriert sich ihre ganze Energie auf eine einzige Abwehrmaßnahme: sie versuchen alle inneren und äußeren Reize auszuschalten, um allen weiteren Schmerzen oder dem Impuls zu handeln, aus dem Weg zu gehen." [Bettelheim (1983)]

Die „Abwehrmaßnahmen" dienen also dem Abbau sowohl von Stress als auch Angst. Es wird eine überschau- und versteh-bare Welt geschaffen.

„Obwohl Marcia sehr inaktiv war, hatte sie, lange bevor sie zu uns kam, ein Fingerspielverhalten entwickelt, das darin bestand, daß sie einen oder zwei ihrer Finger rasch schüttelte. Dieses Fingerschütteln war häufig selbsthypnotisch. Und selbsthypnotisch war ihr Verhalten auch, wenn sie glänzende, lichtreflektierende Gegenstände (zum Beispiel eine Metallschachtel) oder – was am häufigsten geschah die Zimmerdecke mit ihrer Deckenleuchte anstarrte. Wenn sie zur Zimmerdecke empor schaute, schien sie besonders schreckliche Halluzinationen zu haben. Manchmal legte sie ihre flache Hand auf ihr Gesicht oder auf ihre Nase. Vielleicht tat sie das, um zu erfahren, wo Ihr eigener Körper endete, da es in Ihren Halluzinationen durchaus sein konnte, daß sie sich als eine Ausweitung hin zu den Bildern an der Zimmerdecke erlebte, Oder vielleicht wollte sie durch diese Geste eine Art

Schutzschild schaffen zwischen sich und der Welt, die sie nur verschwommen wahrnahm, oder zwischen sich und dem, was sie als Außenwelt halluzinierte. Wesentlich später, als sie genau auf diese Weise halluzinierte, sagte sie: »Mama sehen«, und sie flehte: »Mama wegtun.«.
Marcias Fingerspiel war nicht nur selbsthypnotisch, es war auch ein Verhalten, das der Spannungsminderung diente, so als sei es ein Kompromiß zwischen den primitivsten Reaktionen, die ein Tier oder ein Mensch kennt, wenn es oder er mit einer unmittelbaren Gefahr konfrontiert wird – wir meinen die Reaktion des Gelähmtseins und die der Flucht. Wenn die Angst zunimmt und weder die eine noch die andere Reaktion Erfolg verspricht, kommt es zu einer Kompromiß-, zu einer Zwischenlösung, die in einem wilden und ziellosen Hin- und Hergerenne besteht. Marcias Körper, der zu völliger Regungslosigkeit erstarrt war, schien die erstgenannte Schreckreaktion darzustellen. Und das heftige Schlenkern der Finger könnte man dem verzweifelten, ziellosen Hin- und Herhetzen des in die Enge getriebenen Tieres gleichsetzen, das nicht fliehen kann oder nicht zu fliehen wagt.“
[Bettelheim (1983)]

Die psychoanalytische Sicht Bettelheims steht hier, wie auch sonst häufig, der Erkenntnis im Wege.

3   Viszerale Reize / Hyposensibilität

Trotz der Schilderung verschiedener Beispiele, bei denen die Kinder eine ausgeprägte Hyposensibilität im Bereich viszeraler Wahrnehmung haben, gelingt es Bettelheim nicht, einen Zusammenhang herzustellen.

„Ein stummes autistisches Mädchen, das erst vor kurzem so sprechen gelernt hatte, daß es nun alles verstehen, klar antworten und mit vollständigen Sätzen alles zum Ausdruck bringen konnte, was es wolle, zeigte zum Beispiel keine Schmerzreaktionen, obwohl es ganz offensichtlich krank war (es hatte hohe Temperatur, zu viele weiße Blutkörperchen und so weiter). Da das Mädchen erst seit kurzem sein Bein In einer Weise angezogen hielt, die typisch ist für Kinder, welche Schmerzen in der Bauchhöhle haben, vermuteten wir eine Blinddarmentzündung, So wurde das Mädchen von den Personen, denen es sich am nächsten fühlte, nach Schmerzen befragt; auch wurde es wegen dieser Vermutung täglich von Ärzten der Universitäts-Kinderabteilung, darunter auch Professoren, untersucht. Doch eine Empfindlichkeit der Palpation war nicht festzustellen. ...
Der medizinische Befund, es sei keine Blinddarmentzündung, stützte sich hauptsächlich darauf, daß das Mäd-

chen nach wie vor weder die geringsten Schmerzreaktionen zeigte noch die betreffende Körpergegend schützte.“
[Bettelheim (1983)]

Dadurch kommt Bettelheim, zusammen mit seiner psychoanalytischen Perspektive, zu falschen Schlussfolgerungen.

„Ziemlich viele autistische Kinder, die diesen Punkt erreicht haben, wählen ein bestimmtes Verhalten, um sich selbst weiterhin zu überzeugen, daß es wirklich sie sind, die defäkieren. Anscheinend reicht das Anspannen der Muskeln zum Ausstoßen des Stuhls als kinästhetische Empfindung nicht aus, um sie zu überzeugen, daß die Defäkation nur durch ihren eigenen Entschluß stattfindet. Daher ergänzen sie den Vorgang durch eine weitere gezielte Handlung: mit ihren Fingern holen sie sich den Stuhl aus dem Rektum. Unsere Versicherung, daß ihre Körper durchaus in der Lage sind, ohne manuelle Hilfe zu defäkieren, stößt auf taube Ohren: sie glauben uns einfach nicht.“ [Bettelheim (1983)]

Das Fehlen ausreichender viszeraler Wahrnehmung aufgrund der Hyposensibilität wird einfach durch das Fingergefühl ersetzt. Nicht mehr und nicht weniger.

4 Psychoanalytische Perspektive

Insbesondere die psychoanalytische Position Bettelheims mit ihren weitschweifigen Spekulationen über vermeintliche Ursachen des Verhaltens der Kinder ist zum einen häufig irreführend – zum anderen oft kaum zu ertragen.

„Andere autistische Kinder könnten viele ähnliche Beispiele liefern. Ich habe deshalb diesen Fall mit dem Blinddarmbruch gewählt, weil er die mangelnde Reaktionsfähigkeit bei viszeralen Schmerzen veranschaulicht, und weil Mahler (1952) von der »höchst unzulänglichen peripheren Schmerzempfindlichkeit dieser Kinder« spricht und hinzufügt, daß «im Gegensatz dazu propriozeptive Reize und viszerale Schmerzen heftig gespürt wurden und ebenso heftige Reaktionen auslösten«. Doch läßt mein Beispiel (zusammen mit einigen anderen) vermuten, daß sich die mangelnde normale Besetzung nicht auf die Peripherie beschränkt. Ich glaube, die Differenz ist auf den unterschiedlich starken autistischen Rückzug zurückzuführen. Mahlers Patient war nur dreieinhalb Jahre alt, während ein autistischer Mutismus bei einem Zwölfjährigen (so alt war unser Patient) eine wesentlich stärkere Geistesgestörtheit erkennen läßt, als dies in einem erheblich jüngeren Alter der Fall sein dürfte.“
[Bettelheim (1983)]

30

Wenn eine Hyposensibilität der Interozeption, wie auch von Bettelheim geschildert, vorliegt, dann reicht das weitgehend als Erklärung.

„Belegt wird diese Vermutung durch eine Verhaltenswei-se, auf die wir, wenn auch nicht bei allen, so doch bei vielen unserer autistischen Kinder gestoßen sind: wir meinen ihre Reaktion auf die Zahnbehandlung. Diese Re-aktion ist trotz der Tatsache aufgetreten, daß wir einen ungewöhnlich geschickten Zahnarzt beschäftigen, der auch mit den schwerstgestörten Kindern zurechtkommt, Die meisten unserer autistischen Kinder haben mit ge-waltigen Energien und mit der Heftigkeit einer totalen Verzweiflung sogar die geduldigsten Bemühungen, ihre Zähne zu richten, bekämpft. Manche unter ihnen ließen keine Anzeichen eines Unwohlbefindens erkennen, ob-wohl Ihre Zähne verfaulten und die Zahnnerven bloß lagen. Obwohl sie, wenn man sie darüber befragte, ent-weder überhaupt keine oder eine nur sehr vage Antwort gaben, und obwohl sie begriffen, daß der Zahnarzt da war, um ihre Schmerzen zu lindern, wehrten sie sich so verzweifelt gegen ein Eindringen in ihren Mund, daß sie nicht behandelt werden konnten. Allerdings glaube ich, daß sich die Kinder, hätten sie den Schmerz stärker emp-funden, gegen den Zahnarzt nicht so heftig zur Wehr ge-setzt hätten, obwohl sie das orale Eindringen derart stark bewerteten." [Bettelheim (1983)]

Nimmt man noch die Hypersensibilität bei Autisten im Bereich Berührung, Gehör und Geruch hinzu, dann ist die Verweigerung der Behandlung durch einen Zahnarzt, die ja allgemein nicht gerade als genussvoll erlebt wird, auch ohne psychoanalytische Spekulationen verständlich.

5 Missbrauch

Wirklich kritikwürdig und zugleich in den Folgen katastrophal ist das Übersehen des Missbrauchs der Kinder.

„Als sie ungefähr zweieinhalb Jahre alt war, hatte sich ihr verstopfter Zustand so verschlimmert, daß man ihr abgesehen von einigen kurzen Perioden, in denen man tägliche Abführmittel benutzte – wöchentliche Klistierspritzen verabreichte. Gegen diese Spritzen setzte sie sich verzweifelt zur Wehr, **so daß ihr Vater sie, als sie kräftiger wurde, festhalten mußte. Das tat er, indem er sich mit ihr Aug in Aug auf's Bett legte, sie stark an sich preßte, während die Mutter-Kranken Schwester ihr das Klistier verabreichte.**
Das war Marcias erster intimer Körperkontakt mit ihrem Vater, der sie sonst nur selten in den Armen gehalten oder mit ihr gespielt hatte, und so kam es, daß diese ganze Prozedur stark erotisch gefärbt war. Sie fürchtete diese Klistiere im selben Moment wie sie sie erregten. Dieser

Vorgang, das ist unsere Meinung, wurde zum Symbol für ihren wesentlichen Konflikt. Nun schaffte sie es noch weniger, sich zu bewegen oder fortzubewegen, und ihr autistischer Rückzug wurde noch vollständiger. Dieser Vorgang, den sie am meisten fürchtete weil ihr eigener Körper gezwungen wurde, seinen Wünschen zuwider zu handeln, indem er defäkieren mußte -, war zugleich der Vorgang, der sie sexuell am stärksten erregte. Dazu kam noch, daß sie die Personen, die sie derart erregten, als Todfeinde betrachtete, von denen sie allerdings völlig abhängig war.“ [Bettelheim (1983)]

Die Verlagerung der aus dem Missbrauch resultierenden Probleme mittels psychoanalytischer Spekulationen auf die Seite des Opfers (des Kindes), statt den Missbrauch klar zu benennen und zu verhindern, ist aus heutiger Sicht unverständlich und unerträglich.

*„Ich möchte hier auf Pavenstedt (1956) hinweisen, der über einen Jungen berichtet, bei dem im Alter von einundzwanzig Monaten ein zeitweiser »totaler Ausfall« des Sprechvermögens zu beobachten war. Dieser Ausfall geschah in einer Zeit, in der dieser Junge »jeden Abend vor dem Abendessen einem Ritual unterzogen wurde: **der Vater kniete über seinem Kopf und drückte ihn mit seinen Beinen nach unten, während die Mutter dem Kind Klis-***

*tiere oder Zäpfchen verabreichte«. Obwohl die Eltern
diese Prozedur nach einigen Wochen aufgaben, mußte
der Junge erst ermuntert werden, sich in anderen Berei-
chen unabhängiger zu verhalten, bis er nach einigen Monaten schließlich »wieder zu sprechen begann, obwohl
seine Wörter nun längst nicht so deutlich waren wie frü-
her; [doch] seine Verhaltung des Stuhls ... hat bis heute
angehalten«, und »heute« das bedeutet bis zum Alter von
zwölf Jahren."* [Bettelheim (1983)]

Der physische und/oder sexuelle Missbrauch und die daraus resultierenden Folgen wird vollkommen übersehen.
Handlungen des Kindes dadurch vollkommen fehlinter-
pretiert.

*„Stundenlang saß sie auf ihrem Bett In einer sonderbaren
Yogaposition, in einer Art Schneidersitz, in dem sie sich
entweder nicht rührte oder heftig vor und zurück schau-
kelte. In dieser sitzenden Position war ihr Rektum vor
jeglichem Eindringen gewiß geschützt, doch ist es durchaus möglich, daß sie durch dieses Hin- und Herschau-
keln die klistierbewirkte anale Stimulierung noch einmal
zu erleben versuchte. In solchen Augenblicken konzen-
trierte sie sich offensichtlich auf einige innere Empfin-
dungen. Äußerlich war ihr ein starker rhythmischer
Wechsel von ruhigem zu überaus heftigem Atmen anzu-
merken."* [Bettelheim (1983)]

Und ja, das kann und muss man sehr deutlich kritisieren!

„Als Joey zu uns kam, war für Ihn das Aufsuchen der Toilette wie jede andere Prozedur, der er sich unterzog, verbunden mit komplizierten Vorbeugungsmaßnahmen. Wir mußten mit ihm auf die Toilette gehen; er mußte alles, was er anhatte, auszuziehen; er konnte auf der Brille nicht sitzen, sondern nur gebückt darüber stehen; und er mußte mit der einen Hand die Wand berühren, denn in dieser Hand hielt er die Röhren, die den ganzen Ausscheidungsprozeß erst ermöglichten. Mit der anderen Hand mußte er, wenn er defäkierte, seinen Penis festhalten, und wenn er urinierte, verschloß er mit dieser Hand seinen Anus. Das war für uns der erste Hinweis auf seine Angst, er könnte dadurch, daß er seinen Körper zu weit öffnete, seinen ganzen Körperinhalt, seine ganze »Füllung« verlieren. Die schreckliche Angst, die er erlebte, wenn er etwas aus seinem Körper ausschied, zeigte, wie sehr er befürchtete, irgendeinen Teil dieses geschlossenen Systems zu verlieren.“ [Bettelheim (1983)]

Die Beschreibung des Schützens von Penis und Anus deutet viel mehr auf einen vorhergegangenen Missbrauch hin, als auf Bettelheims psychoanalytische Spekulationen. Zu berücksichtigen ist hierbei allerdings der historische Kontext.

IV. RICHTIGE POSITIONEN

Bei aller berechtigten Kritik an Bettelheim, die es natürlich auch gibt, sind doch etliche Erkenntnisse und Positionen von ihm wegweisend, bzw. hätten es sein können.
Zum einen der psychodynamische Ansatz beim Verständnis von Autismus.
Daraus abgleitet die Milieutherapie, die dem Kind eine
Umgebung zu schaffen versucht, in der es sich entwickeln kann. Und das auf einer langfristigen Basis.
Auch seine frühe und scharfe Kritik an ABA, die noch er-
läutert werden wird, ist hier zu nennen.
Doch mit dem Mythos der „Kühlschrankmutter" und der
anschließenden massiven Beeinflussung der Autismus-
Forschung durch Elternverbände wie ASA und „Autism
Speaks" wurden diese positiven Punkte und Ansätze ein-
fach ignoriert.

V. DER KAMPF UM DEUTUNGSHOHEIT

Bettelheim strebt, und das wird in seinem Buch „The Empty Fortress" sehr deutlich, einen wissenschaftlichen Diskurs an. Doch dieser wird verweigert und statt dessen ein einseitiger und erbitterter Kampf um die Vorherrschaft mit allen Mitteln begonnen.

Wohl dazu beigetragen hat die ausgiebige Kritik Bettelheims sowohl an Rimlands Position als auch an ABA.

1   Bettelheims Kritik an Rimland

„Was ich an Rimlands Vorgehen kritisiere, ist nicht sein Denkansatz, sondern der von ihm hartnäckig vertretene Standpunkt, man müsse den psychogenen Ansatz aufgeben. Ich kritisiere sein Vorgehen um so mehr, als er nicht behaupten kann, daß seine Auffassung über jeden Zweifel erhaben ist. Ich halte es für ungemein wichtig, die Hypothese einer organischen Ätiologie zu erforschen. Aber ich frage mich, wie er dazu kommt, von »der allzu verbreiteten Praxis, auf eine überaus krasse Weise anzunehmen, daß eine psychogene Ätiologie existieren kann oder tatsächlich existiert« zu sprechen und zu behaupten,*

37

daß ein solches Vorgehen »nicht nur ungerechtfertigt, sondern höchst verderblich ist«." [Bettelheim (1983)]

Bettelheim setzt sich, anscheinend nach dem Erscheinen von „Infantile Autism" als Anhang an sein, mit Sicherheit bereits im Entstehen befindliches Buch angehängt, mit Rimlands Position sachlich auseinander.

„In einer vor nicht allzu langer Zeit erschienenen Monographie hat Rimland eine neurologische Theorie des Autismus entwickelt. Da es sich bei dieser Arbeit meines Wissens um den einzigen Bericht über den infantilen Autismus handelt, der, in englischer Sprache abgefaßt, den Umfang eines ganzen Buches besitzt, und da diese Arbeit die jüngste Veröffentlichung zu diesem Thema darstellt, werde Ich in diesem Kapitel noch auf sie zurückkommen. Doch werde ich mich später auch noch mit einer deutschen Monographie auseinandersetzen.
Rimland ist der Ansicht, daß der Ursprung der autistischen Störung in der Retikulärformation des Hirnstammes zu suchen sei. Doch eine gründliche Untersuchung des von ihm ausgebreiteten Beweismaterials hat mich nicht überzeugen können, daß Autismus irgendetwas mit einer Dysfunktion dieses oder irgendeines anderen Hirnbereichs zu tun haben könnte. *Denn auch wenn man eines Tages entdecken sollte, daß eine spezifische*

38

neurologische Dysfunktion stark mit dem Syndrom des infantilen Autismus korreliert, könnte diese Entdeckung mit der psychogenen Hypothese auf einen Nenner gebracht werden.

Erstens besteht die Möglichkeit, daß gewisse Nervensysteme einen bleibenden Schaden erleiden, wenn sie innerhalb einer gewissen Zeit nicht entsprechend stimuliert werden. Daher kann das Nichtvorhandensein gewisser emotionaler Erfahrungen in einem frühen Alter die spätere Dysfunktion eines Teiles des zentralen Nervensystems nach sich ziehen.

Zweitens (und dieser Punkt ist noch wichtiger) konnten wir durch psychotherapeutische Behandlung den Krankheitsverlauf umkehren. Joeys Geschichte hat dem Leser beispielhaft gezeigt, wie wir unseren Kindern helfen, sich von all den Symptomen zu befreien, die für diese Krankheit typisch sind. Und auch diese Tatsache läßt vermuten, daß der Infantile Autismus nicht durch eine angeborene Dysfunktion des zentralen Nervensystems erzeugt wird."

[Bettelheim (1983)]

„Ich glaube, der Grund dafür, daß Rimland steif und fest behauptet, diese Kinder könnten im sprachlichen Bereich lediglich wiederholen, was andere sagen, ist darin zu suchen, daß er seine autistischen Kinder nicht sorgfältig studiert hat, in der Absicht, die Mitteilungen, die sich

*hinter ihren autistischen Äußerungen verbargen, zu ent-
ziffern. **Er setzt sich nicht einmal mit der Tatsache auseinander, daß Kanner die Sprache des autistischen Kindes, weit davon entfernt, sie für ein Anzeichen eines angeborenen Defekts zu nehmen, als ein Verhalten betrachtete, das jedem verständlich sein mußte, der sich
mit der Realitätserfahrung des autistischen Kindes ver-
traut macht.***" [Bettelheim (1983)]

Auch wenn dies in Folge auch versucht wurde abzustrei-
ten, verfügte Bettelheim als Leiter der „Orthogenic
School" über für die damalige Zeit sehr umfassende und
langjährige Erfahrungen im Umgang nicht nur mit autistischen Kindern.

2   Bettelheims Kritik an ABA

Auch gegen ABA (Applied Behavior Analysis) hat Bettelheim eindeutig Stellung bezogen:

*„Wir möchten an dieser Stelle auch auf derzeitige Versu-
che eingehen, bei denen es darum geht, den infantilen
Autismus mittels operanter Konditionierung – durch die
Erzeugung konditionierter Reaktionen durch Belohnung
oder Bestrafung - zu überwinden. Dieses Vorgehen führt
zwar dazu, daß die Abwehrstrategien des Kindes, das*

sich den Frustrationen der Realität zu entziehen ver-
sucht, durchbrochen werden, so daß sich das Kind zum
Handeln gezwungen sieht. Aber sein Handeln geschieht
nicht aus freien Stücken. Seine Handlungen erfolgen
nach Plan und Wunsch des Experimentators, das heißt,
*sie stellen konditionierte Reaktionen dar. **Das aber läuft***
darauf hinaus, daß das autistische Kind auf dieselbe
***Stufe gestellt wird wie der Pawlowsche Hund.**"*
[Bettelheim (1983)]

Das von Bettelheim kritisierte Setzen des autistischen
Kindes auf die gleiche Stufe mit Tieren, können wir auch
heute noch, z.B. bei Tomasello (2006) [ausführliche
Kritik in: Schmidt (2015)] leider finden.

"Einer Darstellung der operanten Konditionierung aus
jüngerer Zeit (Lovaas, Berberich, Perloff, Schaeffer,
1966) können war folgendes entnehmen:
Das Verhaltenstraining fand an sechs Tagen pro Woche
statt und dauerte pro Tag sieben Stunden, wobei sich je-
der Stunde eine fünfzehnminütige Pause anschloß. In den
Sitzungen saßen das Kind und der Erwachsene einander
gegenüber, ihre Köpfe ungefähr dreißig Zentimeter von-
einander entfernt. Der Erwachsene hinderte das Kind
körperlich daran, die Trainingssituation zu verlassen, in-
dem er die Beine des Kindes zwischen den eigenen Bei-

nen festhielt. Die Belohnung, die darin bestand, daß das Kind seine Mahlzeit löffelweise verabreicht bekam, erfolgte sogleich nach jeder richtigen Reaktion. Die Bestrafung (tüchtige Klapse oder Anschreien durch den Erwachsenen) erfolgte für unaufmerksames, selbstzerstörerisches und wütendes Verhalten, das das Training behinderte, und die meisten dieser Verhaltensweisen wurden auf diesem Wege innerhalb einer Woche unterdrückt. "
[Bettelheim (1983)]

Und kommt zu dem gleichen Ergebnis wie Vygotskij:

„*Sprechen oder Sprache im Sinne von Kommunikation kann dem Kind ganz einfach nicht aufgezwungen werden. Sprache kann nur als Folge von persönlichen Beziehungen erworben werden. Zwingt man das Kind durch Bestechung, Anschreien oder durch Schläge zu echolalischem Verhalten, so führt das lediglich zu einer noch größeren Entmenschlichung.*" [Bettelheim (1983)]

3   Diskreditierung Bettelheims

Statt einen wissenschaftlichen Diskurs zu führen und aus den widersprechenden Theorien eine Synthese zu entwickeln wie z.B. in Vygotskijs KHK, wurde die Diskreditierung von Bruno Bettelheim betrieben. Und dies auf drei Schienen.

3.1 Angriff 1: der Kühlschrankmutter Mythos

Es wird der „Kühlschrankmutter" Mythos in die Welt gesetzt.

„Im Dictionary of Contemporary American Usage (1957) haben Evans und Evans Benedicts Mythosdefinidon erweitert und sie schreiben: »In der Soziologie und in der Anthropologie ist ein Mythos ein kollektiver Glaube, der als eine Reaktion auf die Wünsche der Gruppe entsteht und nicht von einer rationalen Analyse der Situation, in der er wurzelt, ausgeht.«" [Bettelheim (1983)]

Durch diesen wurde die wissenschaftliche Ebene einer kritischen Auseinandersetzung verlassen und gegen Bettelheims vermeintliches „blaming the parents" gehetzt. Bettelheims Beschreibungen waren aber wissenschaftliche Fallberichte, also sachliche Tatsachenschilderungen, und keine Anschuldigungen oder moralischen Wertungen. Trotzdem ist es der Mühe wert zu schauen, ob sich denn überhaupt Anhaltspunkte in dem ca. 600 Seiten starken Buch „The Empty Fortress" für eine „Kühlschrankmutter" finden lassen. Und welche Stellen eher gegen eine solche Position Bettelheims sprechen.

3.1.a   Belege für die „Kühlschrankmutter"

Ohne Anspruch auf Vollständigkeit seien hier einige Zitate wiedergegeben, die auf eine „Kühlschrankmutter"
Theorie hinweisen könnten:

*„Später, als er [Kanner] zusammen mit seinem Mitarbei-
ter Eisenberg veröffentlichte, ging er noch weiter, indem
er stllschweigend eine Beziehung zwischen diesen Kindern und ihren Eltern annahm. Auf dem Symposium
(1955), auf dem ich den Standpunkt vertrat, daß Kindheitsschizophrenie eine Reaktion auf extreme Situationen
sein könnte, meinten sie (Eisenberg und Kanner, 1956),
daß »ein emotionaler Einfrierungsprozeß das übliche Los
autistischer Kinder gewesen ist«. Genauer gesagt erklärten sie folgendes:*

*'Nur schwer kann man sich der Schlußfolgerung entzie-
hen, daß diese emotionale Struktur im Elternhaus eine
dynamische Rolle bei der Entstehung des Autismus spielt.
Doch scheint es uns genauso klar zu sein, daß dieser
Faktor zwar für die Entwicklung des Syndroms wichtig
ist, allein jedoch nicht ausreicht, um sein Auftreten zu be-
wirken. Diese Kinder scheinen in mancher Hinsicht vom
Beginn ihrer extrauterinen Existenz an anders zu sein.*

44

Tatsächlich ist postuliert worden, daß das abweichende Verhalten dieser Kinder für die Persönlichkeitsprobleme ihrer Eltern verantwortlich sein könnte, da sich die Eltern dadurch, daß sie ständig mit einem nichtreagierenden Kind konfrontiert sind, in einer zweifellos aufreibenden Situation befinden. Obwohl auch wir der Meinung sind, daß dies eine wichtige Überlegung ist, vermag sie doch nicht die sozialen und psychologischen Merkmale der Eltern zu erklären, da diese eine Geschichte haben, die wesentlich weiter zurückreicht als die des Kindes.'

Es fällt schwer einzusehen, daß die »emotionale Struktur im Elternhaus eine dynamische Rolle bei der Entstehung des Autismus« spielen kann, wenn das Kind auf eine solche Struktur nicht reagiert, wenn es ja keine Beziehungen zu Menschen eingeht. Die einzige Möglichkeit, diese beiden Feststellungen unter einen Hut zu bringen, besteht wohl in der Annahme, daß das Verhalten der Eltern es dem Kind nicht gestattet, aus seinem Schneckenhaus herauszukommen. Das heißt die einzige Möglichkeit, Kanners These – wonach das Elternhaus die Störung beeinflußt, das Kind gleichzeitig aber unfähig ist, zwischenmenschliche Beziehungen einzugehen – anzuerkennen, ist wohl die anzunehmen, daß es den Eltern nicht gelungen ist, bei ihrem Kind irgendwelche Reaktionen auszulösen,

45

weshalb das Kind in seinem ursprünglichen autistischen Zustand geblieben ist." [Bettelheim (1983)]

„Die Mütter von autistischen Kindern werden häufig in emotionaler und manchmal sogar verstandesmäßiger Hinsicht als kalt und rigide beschrieben. Sicher ist, daß sie sich im Gefühlsbereich nicht ungezwungen verhalten - zumindest nicht im Rahmen ihrer Beziehung zu ihrem autistischen Kind. Viele dieser Mütter sind also, was ihre Gefühle angeht, innerlich fast genauso erstarrt und rigide wie Harlows Stoffmütter." [Bettelheim (1983)]

Bei 600 Seiten wird man sicher noch mehr Textstellen finden können, aber keine, die stärker einen „Kühlschrankmutter" Mythos und die darauf aufbauenden Publikationen rechtfertigen würden.

3.1.b   Belege dagegen

Die Textstellen, die gegen den Vorwurf sprechen, sind dagegen vielfältig und zeigen eine sehr differenzierte Sicht Bettelheims:

„Schließlich müssen wir nachdrücklich betonen, daß sich keine Mutter, auch zur Zeit der Geburt nicht, den Bedürfnissen des Säuglings völlig anpassen kann, ebenso wenig

*wie sie sich später, wenn er sich ihr und der Welt anpaßt, vollkommen auf ihn einstellen kann. Es wird immer Zeiten geben, in denen sogar die besten und reaktionsfähigsten Mütter von ihrem Säugling zu viel erwarten, während sie in anderen Zeiten oder in anderer Hinsicht zu wenig von ihm erhoffen. Denn schließlich ist auch sie ein Mensch - Stimmungen unterworfen und fehlbar. **Wäre sie das nicht, hätte ihr Kind kaum Gelegenheit, sein Anpassungsvermögen an der Realität zu erproben, und ihr Verhalten würde kaum zur Entwicklung dieses Vermögens beitragen.** Auch die beste Mutter ist nach der Geburt erschöpft, nimmt das Kind zuweilen zu rasch, zu heftig, zu ängstlich in den Arm oder ist bei der Nachfütterung verschlafen.*" [Bettelheim (1983)]

„*Ebenso wie ich vor dem Mythos des seligen Säuglings gewarnt habe, möchte ich hier vor dem verwandten Mythos von der vollkommenen, sich total engagierenden Mutter warnen, obwohl wir uns sie sicher alle gewünscht haben. **Heilige mögen im Himmel gebraucht werden, doch gute Eltern geben sie selten ab.** Zumindest ist uns so gut wie nichts darüber bekannt, daß sie selbst Kinder gehabt oder erfolgreich großgezogen hätten.*"
[Bettelheim (1983)]

„Wie überall im Leben spielt auch in diesem Fall das Schicksal eine große und manchmal entscheidende Rolle. **Kinder kommen mit unterschiedlicher Erbanlage, unterschiedlicher Intelligenz und unterschiedlichem Temperament zur Welt. Wie groß der Einfluß unserer frühesten und aller darauf aufbauenden Erfahrungen auch sein mag, er kann die Erbanlage, mit der wir zur Welt kommen, lediglich modifizieren.** *So gesehen Ist Vererbung Schicksal. Einer sehr rasch reagierenden Mutter wird es schwerfallen, ihr Tempo dem Ihres ungewöhnlich langsamen Kindes anzupassen, weil Ihr derart langsame Bewegungen ein ungewöhnlich hohes Maß an Anpassung abfordern.“* [Bettelheim (1983)]

„Inzwischen hatten wir mit unseren beiden Psychiatern, die Lauries Fortschritte verfolgt hatten, vereinbart, sie sollten mit den Eltern sprechen. Weder Vater noch Mutter waren zunächst dafür zu haben, doch erklärten sie sich schließlich doch bereit – aus Achtung vor der guten Arbeit, die wir geleistet hatten, wie sie sagten. Obwohl sie noch einmal beteuerten, daß sie Lauries Fortschritt erkennen könnten, hörten uns (also den Psychiater und mir) Lauries Eltern mit undurchdringlicher Miene zu. Einer unserer Psychiater faßte den Eindruck, den sie von diesem Gespräch hatte, in den Worten zusammen, daß sie die ganze Zeit das Gefühl gehabt habe, die Eltern seien

*so abgeneigt gewesen, uns zuzuhören, daß sie das, was
sie sagten, wahrscheinlich gar nicht gehört hätten. Wir
erboten uns, Laurie zu einem sehr niedrigen Satz bei uns
zu behalten, doch das interessierte die Eltern nicht. Ich
machte den Vorschlag, sie sollten einen Psychiater ihrer
eigenen Wahl konsultieren. Aber auch das interessierte
die Eltern nicht. Was immer wir vorbrachten, es schien
sie anzuöden.* **Ich bin überzeugt, daß es sich hier um
mehr als um ein bloßes Desinteresse handelte; beide Eltern waren völlig am Ende. Jahrelang hatte ihnen Laurie das Gefühl vermittelt, daß sie als Eltern völlig unzulänglich seien, und jetzt konnten sie einfach nicht
mehr. Und am allerwenigsten konnten sie noch einmal
die Hoffnung auf eine Besserung aufbringen, denn sie
waren fest überzeugt, daß ein Hoffen in diesem Fall
schließlich nur auf eine noch tiefere Enttäuschung hin-
auslaufen würde.**
*Die Reaktion des Vaters auf alle Argumente bestand dar-
in, daß er immer wieder erklärte, Laurie sei seine Toch-
ter und »die Bürde«, die er zu tragen habe; und die Mutter meinte, Laurie gehöre ihr, und daher hätten sie be-
schlossen, sie von unserer Schule zu nehmen. Als ich sie
an unsere Übereinkunft erinnerte – daß Laurie, wenn wir
sie zu uns nähmen, so lange bei uns bleiben sollte wie
wir es für nötig hielten -, meinte der Vater: »Ich habe damals eingewilligt, weil ich überzeugt war, daß sie ein*

hoffnungsloser Fall sei, den Sie nicht behalten würden.
Doch wo sie nun solche Fortschritte gemacht hat. . .« -
hier brach er ab." [Bettelheim (1983)]

Das Verhalten der Eltern hätte man auch wesentlich un-
freundlicher interpretieren können, z.B. als Ausdruck
einer narzisstischen Persönlichkeitsstörung.

„Meine eigene Überzeugung, die ich in diesem ganzen
Buch darzulegen versucht habe, ist die, daß der Autismus
*im Grunde mit **allem** zu tun hat, was von der Geburt an*
geschieht; darüber hinaus können wir die Möglichkeit,
daß eine pränatale Entwicklungsstörung ein mitwirken-
der Faktor sein kann, nicht ausschließen. Doch da der
Autismus – auch davon bin ich überzeugt – im Grunde
eine Störung der Fähigkeit ist, Beziehungen zur Umwelt
herzustellen, dürfte er am offenkundigsten im zweiten Le-
bensjahr zutage treten, denn das ist die Zeit, in der das
Kind normalerweise kompliziertere Beziehungen zu sei-
ner Umgebung herstellt." [Bettelheim (1983)]

„Denn was wir genau wissen müßten, ist, wie es im Le-
ben dieser Kinder dazu kommen kann, daß diese lebens-
wichtigen Erfahrungen einfach nicht auftreten. Die
Streitfrage, was nun zuerst war, das Huhn oder das Ei (in
diesem Fall die Unfähigkeit des Kindes oder die der Mut-

ter, auf den jeweiligen Partner zu reagieren) ist müßig.
Aber ebenso wenig genügt die Erklärung, daß der ganze
Vorgang das Ergebnis einer Interaktion ist, was natürlich
ebenfalls stimmt.

Was wir herausfinden müssen, sind die einzelnen
Schritte, aus denen sich eine derartige Interaktion zu-
sammensetzt. Wir müssen versuchen, Fragen zu beant-
worten wie die folgenden: Welche spezifische Reaktion
auf welches spezifische Ereignis führt nicht zur Neuro-
se sondern zum Autismus? Wie sind die spezifischen in-
trinsischen Determinanten des Säuglings beschaffen,
die zum Autismus prädisponieren anstatt zu irgendeiner
anderen Art von Kindheitsschizophrenie – oder aber zu
überhaupt keiner Krankheit? Da jegliche Persönlich-
keitsentwicklung, sei sie nun normal oder anormal, aus
einem Wechselspiel zwischen gegebener Erbanlage und
gegebenen Umweltbedingungen resultiert, ist die Be-
hauptung, daß dieses Wechselspiel den Autismus bewir-
ke, eine Binsenweisheit – es sei denn, man vertritt die
einfache Hypothese, wonach Autismus hauptsächlich
oder ausschließlich auf einen organischen Defekt sui
generis zurückzuführen sein soll. *Aber auch damit ist*
die Frage nicht beantwortet, die da lautet: Wie ist die
spezifische Erbanlage und wie ist der spezifische Um-
weltsfaktor beschaffen, die beide, indem sie interagieren,
zum Autismus führen?" [Bettelheim (1983)]

„Es gibt einige Punkte, in denen ich mit Rimland übereinstimme. Einer dieser Punkte ist der, daß es unsinnig und unzweckmäßig ist, den Eltern von autistischen Kindern das Gefühl zu vermitteln, sie seien an der ganzen Krankheit schuld. *Denn wir können nicht mit Bestimmtheit sagen, ob ihre Einstellung gegenüber dem Säugling und ihr Umgang mit ihm ausreichender Grund für die Entstehung der Krankheit gewesen ist. Denn obgleich wir glauben, daß ihre Einstellung und ihr Verhalten gegenüber dem Säugling ein beschleunigender Faktor ist, ist es doch so, daß dieser Faktor eine zwar notwendige, aber nicht ausreichende Voraussetzung für die Entstehung des Autismus ist. Wir können nicht einmal mit Sicherheit sagen, ob es die ungewöhnlichen Reaktionen des Kindes auf seine Eltern gewesen sind, die deren Verhalten bestimmt haben. Doch wenn sich eines Tages tatsächlich herausstellen sollte, daß die Eltern eine entscheidende Rolle spielen, so ist es doch immer so, daß sich die Eltern so und so verhalten, weil sie sich nicht anders verhalten können. Sie leiden schon genug darunter, daß sie ein solches Kind haben. Ihnen auch noch Schuldgefühle einzuflößen, würde das ganze Elend nur noch größer machen und niemandem helfen.*

Aber eine Sache ist es, Eltern keine Schuldgefühle einflößen zu wollen, weil dadurch ihr Elend noch verschlimmert und dem Kind nicht geholfen wird; und

52

eine andere Sache ist es, nicht herausfinden zu wollen, welche Erfahrungen den Autismus verursacht oder zu ihm beigetragen haben, weil solches Tun »verderblich« ist, was besagen will, daß es für die Eltern unter Umständen peinlich, ja schmerzlich sein kann."
[Bettelheim (1983)]

„Die Kindheitsschizophrenie wurde, obwohl das nie ausdrücklich behauptet worden ist, immer nur als ein lästiges Anhängsel der Pathologie der Mutter betrachtet. Das ging gelegentlich so weit, daß an die Stelle der Untersuchung der Krankheit selbst die Erforschung der vermeintlichen Ursache der Störung (das war dann die Mutter) getreten ist. Am stärksten trifft das auf die schwerste Form der Kindheitspsychosen zu, nämlich den infantilen Autismus. Man hat direkte Zusammenhänge konstruiert zwischen den Einstellungen der Mutter einerseits – über die relativ viel bekannt war und die sich leicht untersuchen ließen – und dem Verhalten des schizophrenen Kindes andererseits, über das wenig bekannt war und dessen Untersuchung sich schwierig gestaltete."*
[Bettelheim (1983)]

3.1.c   Zusammenfassung

Bettelheim war an einem wissenschaftlichen Diskurs und
der Beantwortung der Fragen nach der Genese von Autismus gelegen. Die Darstellungen Bettelheims auf ca. 600
Seiten „Empty Fortress" sind so differenziert, dass sie
sich in keinem Fall unter einer simplen „Kühlschrankmutter" subsumieren lassen.

So handelt es sich bei der „Kühlschrankmutter" um eine
falsche Simplifizierung in Kombination mit einer Verlagerung von der Sach- auf eine emotionale Ebene
„blaming the mothers/parents".

Mit der Etablierung des „Kühlschrankmutter" Mythos
entgegen den Tatsachen wurde zum einen die wissenschaftliche Ebene wertfreier Betrachtung verlassen, und
neben Bettelheim auch (s)ein psychodynamischer Ansatz
diskreditiert.

3.2   Angriff 2: Zweifel an der Befähigung/Ausbil-
dung Bettelheims

Neben dem „Kühlschrankmutter" Mythos wurden noch
Zweifel an der Qualifikation Bettelheims geäußert. Auch
hier wird wieder der wissenschaftliche Rahmen verlassen
und dafür die Person angegriffen.

„*Although significant questions have been raised regarding Bettelheim's own credentials as a psychoanalyst, he did function as a public intellectual representing his profession in popular media. His story provides a bitter reminder that experts do not always listen and cannot always be trusted.*" [Baker (2010)]

Wie schon beim „Kühlschrankmutter" Mythos, so wurden auch hier die Tatsachen ignoriert oder uminterpretiert, um Bettelheim in ein möglichst schlechtes Licht stellen zu können. Denn:

„*In den USA wurde Bettelheim zunächst Forschungsassistent an der University of Chicago. 1944 wurde er Leiter der dortigen „Orthogenic School" und Assistenzprofessor für Kinder- und Jugendpsychologie, -psychiatrie und -pädagogik. Die Einrichtung war von ihm so genannt worden, um die Kinder für ihren späteren Werdegang weniger zu stigmatisieren. Zu einem seiner dortigen Schwerpunkte zählte die Behandlung autistischer Kinder, wobei er eine eigene, psychoanalytisch geprägte Theorie über Ursache und Genese des Autismus entwickelte. An der „Orthogenic School" erarbeitete er mit der Unterstützung des Dekans der Chicagoer Universität, Ralph W. Tyler, die Milieutherapie, die wesentliche Weiterent-*

*wicklungen zu der bis dahin praktizierten analytischen
Psychotherapie hervorbrachte.*
*Ab 1952 bis zu seiner Emeritierung 1973 war er ordentli-
cher Professor. 1971 wurde er in die American Academy
of Arts and Sciences gewählt.*" [Quelle: de.wikipedia.org]

Auch hat das Buch „The Empty Fortress" zwar Bettelheim alleine veröffentlicht. Aber er hat nicht alleine in
der „Orthogenic School" gearbeitet, sondern war deren
Leiter. Es gab also ein großes Team aus Ärzten, Psychologen … an der Seite von Bettelheim. Aber um Bettelheim diskreditieren zu können, musste auch dies ignoriert
werden.

3.3   Angriff 3: Gewaltvorwürfe gegen Bettelheim

Die Bemühungen, Bettelheim zu diskreditieren reichten
über seinen Tod hinaus.

*„Kurz nach Bettelheims Tod wurde Kritik laut, unter an-
derem erschien im amerikanischen Nachrichtenmagazin
Newsweek ein Artikel mit dem Titel Benno Brutalheim.
Bettelheim habe die Ergebnisse seiner wissenschaftlichen
Arbeit gefälscht und Kinder in der Orthogenic School ge-
schlagen, darunter auch Kinder mit Autismus.*

Die „Züchtigungen" seien zum Teil spontan, öffentlich und aus für die Kinder nicht einsehbaren Gründen erfolgt, so die Aussage von ehemaligen Patienten. Etwa habe der Psychoanalytiker Bettelheim unbeabsichtigten Körperkontakt eines Kindes mit anderen Kindern beim gemeinsamen Sport als Manifestation unbewusster Aggression wahrgenommen. In Chicagoer Psychoanalytikerkreisen sei von Bettelheim daher schon Jahre vor seinem Tod als „Benno Brutalheim" gesprochen worden.

Zu den Hauptkritikern zählt Richard Pollak, ehemaliger Herausgeber des Magazins The Nation, dessen Bruder in Bettelheims Obhut Suizid verübte. Zurückgewiesen durch Bettelheim und mit den Hintergründen über den Tod seines Bruders konfrontiert, stellt er in seiner Biografie Bettelheims dessen Lauterkeit in Frage."

[Quelle: de.wikipedia.org]

Ohne hier die moralische Seite dieser Angriffe posthum diskutieren zu wollen, sei einfach darauf hingewiesen, dass eine Theorie unabhängig von ihrem Sprecher zu überprüfen ist – zumindest in der Wissenschaft.
Selbst wenn Bettelheim der schlimmste und schlechteste Mensch auf der Welt gewesen wäre, würde das nicht bedeuten, dass seine Theorie falsch ist.

Ein ausführlichen Text zu den Vorwürfen gegen Bettelheim findet sich unter
http://www.hagalil.com/2010/03/bettelheim-spiegel/
Allerdings sieht der Autor hinter den Angriffen eher eine
Antisemitische Haltung, was ich so nicht teilen kann.

4 Vermischung von Wissenschaft und Elternschaft

Bis zum „Kühlschrankmutter" Mythos, der, so die Hypothese, vorsätzlich und böswillig wider alle Tatsachen in
die Welt gesetzt wurde, waren Wissenschaft und Elternschaft getrennt. Und Wissenschaftler galten aufgrund ihrer Ausbildung und der angewandten kritischen Methoden als Experten.
Durch den Mythos wurde nicht nur Bettelheim, sondern
die ganze Wissenschaft diskreditiert!

*„For many in the autism community, the popularity of the
refrigerator-mother hypothesis before the 1970s continues to be remembered as an example of what might be
called "the tyranny of expertise"—the danger of giving
professionals too much power."* [Baker (2010)]

Elternschaft und Wissenschaft wurden vermischt, wobei Eltern die Expertise für sich in Anspruch nahmen und bis heute nehmen. Und das ohne sachliche Grundlage.

Durch die Lobbyarbeit und Finanzierung von Studien waren auf einmal die Elternverbände die Auftraggeber und Herren im Haus der Wissenschaft. Von den Wissenschaftlern kam keine Gegenwehr, diese verließen bereitwillig den Boden der Wissenschaft. Und das mit bis heute verheerenden Folgen für Autisten, aber auch ihre Eltern [siehe auch: Schmidt (2015)].

4.1   Narzissmus

Das Beste an der Theorie Rimlands in Verbindung mit der ASA ist, dass sie den Narzissmus der Eltern befriedigt.

„Rimland behauptet daß »Kinder, die unter der primären Störung des frühkindlichen Autismus leiden, genetisch für diesen Autismus empfänglich gewesen sind, und zwar als Folge einer angeborenen hohen Intelligenz«.

So haben wir also vierunddreißig durchschnittlich intelligente Eltern, denen elf Elternpaare mit überdurchschnittlicher Intelligenz gegenüberstehen, wobei nur ein einziger Elternteil außerordentlich intelligente Leistungen

59

aufzuweisen hatte. Das aber ist wohl kaum als ein Beweis für die angeblich überdurchschnittliche Intelligenz der Eltern von autistischen Kindern zu werten. Unter den vierunddreißig durchschnittlich bis unterdurchschnittlich intelligenten Elternpaaren befanden sich Gelegenheitsarbeiter (von denen zwei meistens arbeitslos waren), Landarbeiter, ein Postbeamter, aber auch ein High School-Lehrer, zwei Buchhalter und so weiter. Die größte Untergruppierung setzte sich aus Personen zusammen, die selbständig oder als Angestellte im Geschäftsleben standen (das waren sieben Elternteile), und die nächstkleinere Gruppierung bestand aus Büroangestellten (vier Elternteile)." [Bettelheim (1983)]

Und Rimland nimmt zugleich den Eltern alle Verantwortung, um sie über ABA den Eltern sofort wieder auf die Schultern zu laden. „Wenn ihr mit eurem Kind nicht ABA macht, verweigert er diesem seine Chancen!" So oder so ähnlich lautet bis heute das Kredo der Autismus-Elternverbände.

Doch auch bezüglich der vermeintlich hohen Intelligenz bei Eltern von Autisten erweist sich Bettelheim als harter Kritiker:

„So lange keine umfassende Zufallsstichprobe der Ge-
samtbevölkerung erstellt worden ist, um die Auftretens-
häufigkeit des infantilen Autismus bei verschiedenen
Gruppierungen festzustellen, sollten wir, so meine ich,
Behauptungen, die im Hinblick auf die ethnische Her-
kunft solcher Kinder aufgestellt werden, außer acht las-
sen. Dasselbe gilt für die angeblich überdurchschnittli-
che Intelligenz und berufliche Leistung der Eltern dieser
Kinder. Denn das Sample, mit dem sich die Kinderpsych-
iater gewöhnlich auseinandersetzen müssen, fällt wegen
gewisser Faktoren, die ich bereits erwähnt habe, viel zu
unsymmetrisch aus. (Zu diesen Faktoren gehören die
Fragen: Welche Eltern erhalten ihre autistischen Kinder
am Leben? Welche Eltern geben sich mit der immer noch
verbreiteten Diagnose, die auf Schwachsinn und/oder
Hirnschädigung lautet, nicht zufrieden? Welche Eltern
bemühen sich um eine psychiatrische Untersuchung ihrer
Kinder? Und so weiter)." [Bettelheim (1983)]

5 Verdrehung der Tatsachen

Die Falschdarstellungen bezüglich Bettelheim und
„Kühlschrankmutter" durchziehen bis heute die Medien
und auch die „Wissenschaft".
U.a. auf en.wikipedia.org findet sich eine falsche Darstellung:

„Rimland published his book, Infantile Autism: The Syndrome and Its Implications for a Neural Theory of Behavior, in 1964. Its foreword, by Leo Kanner, the man who first identified autism as a syndrome, gave the book credibility among professionals in the field. It was an about-turn for Kanner, the originator of the word "autism" and of the "refrigerator mother" theory; through his observations and research, Kanner had come to believe that autism had a neurological cause—the accepted view in the medical profession today. But at the time Rimland's book was published, and for many years afterwards, a common theory was that autism was caused by unloving 'refrigerator mothers', an unproven but widely accepted idea most famously propounded by University of Chicago professor Bruno Bettelheim, notably in his book The Empty Fortress: Infantile Autism and the Birth of the Self (1967), which claimed that the traumatized unloved child retreated into autism. As a professional research psychologist, Rimland was well positioned to launch the first major attack on Bettelheim's theory. Rimland's was the first authoritative voice to dispute Bettelheim's research and call into question his conclusions.

Parents from all over the United States, excited that, for the first time, a professional in the field did not accuse them of maltreating their autistic child, began to write to Rimland. He called a meeting in Teaneck, New Jersey, at the house of one of the families, and this small group of parents, including Ruth C. Sullivan (first president of the ASA), became the nucleus that founded the Autism Society of America." [Quelle: en.wikipedia.org]

Aber allein die zeitliche Abfolge stellt die Darstellung in Frage:

Rimlands Buch "Infantile Autism" wurde bereits 1964 veröffentlicht.

Die ASA wurde u.a. von Rimland und Lovaas 1965 gegründet.

Bettelheims "Empty Fortress" erschien erst 1967 mit deutlicher Kritik sowohl an Rimlands Position als auch an ABA.

Das „Autism Research Institute" wurde von Rimland auch im Jahr 1967 gegründet.

Nicht nur, dass sich in „The Empty Fortress", dass ja immer als Quelle genannt wird, mehr Belege gegen den „Kühlschrankmutter" Mythos finden als dafür, stimmt die Reihenfolge nicht!

Und Bettelheim schreibt ja ausdrücklich, dass er Rimland in dem Punkt recht gibt, dass es nicht gut ist, die Eltern verantwortlich zu machen!

VI. RÜCKBLICK

Aus heutiger Sicht war Bettelheim auf dem richtigen Weg. Wäre dieser Weg in der Forschung weiter verfolgt worden, hätte es wohl nicht bis 2015 gebraucht, bis eine erste umfassende, sozialpsychologisch/entwicklungsdynamische Theorie entwickelt wurde.

Durchgesetzt hat sich ein primitiver biologistischer Ansatz, jenseits wissenschaftlicher Methodik.

"The impact of the book was dramatic. In 1978, a national magazine reported that 90 percent of the people in the field felt that Rimland had 'blown Bettelheim's theories to hell.' I have often been told that Infantile Autism was pivotal in redirecting the entire field of psychology from its morbid preoccupation with psychodynamics toward a more productive interest in biology. While my two main goals, exposing the psycho-genie myth and encouraging biological research, were realized, my attempt to clarify the muddled problem of diagnosing autism has had little success."

[aus: This Week's Citation Classic, CC/NUMBER 22, JUNE 1, 1981]

Es stand damals eine differenzierte wissenschaftliche Tätigkeit gegen massive Diffamierung.

Wie bekannt und wenig verwunderlich, hat die Seite der Diffamierung gewonnen.

Eine Gegenwehr seitens der Wissenschaft ist mir nicht bekannt.

Die Folgen waren bis heute über 50 Jahre Stillstand im Verständnis von Autismus und bei der Förderung von Autisten.

Und die Wissenschaft hat nicht nur ihre Unabhängigkeit, sondern auch ihre Unschuld verloren

„Verliert eine Wissenschaft nicht an Glaubwürdigkeit, wenn sie vermeidet, auch ihren Ansichten widersprechende Erfahrungen zu diskutieren?"
[Stork, Jochen, Vorwort zu Bettelheim (1983)]

Es wurde einfach das Verhältnis von Wissenschaft und Unwissen auf den Kopf gestellt.

*„In 1964, the release of Dr. Bernard Rimland's book, Infantile Autism, revolutionized the autism field by providing the autism community with much-needed guidance on how to understand and treat individuals on the spectrum. He single-handedly realigned the field from a psychodynamic, **parent-blaming** perspective to a **scientific, physiological course of action**. This 50th anniversary edition presents the original book with contributions from leaders in the autism field, including Drs. Martha*

65

Herbert and Simon Baron-Cohen, who celebrate Dr. Rimland's exceptional work, and place his findings within the context of autism as we understand it today. Bringing Dr. Rimland's findings up to date for a new generation of readers, this book will be fascinating reading for parents and those on the autism spectrum as well as professionals working with autism and anyone with an interest in autism and/or psychological theory."
[Klappentext zur Ausgabe zum 50jährigen Jubiläum von Rimland (1964)]

Nein, der psychodynamische Ansatz war und ist nicht „parent-blaming"!
Und nein, der exklusive physiologische Ansatz allein hat mit Wissenschaft nichts zu tun.
Und nein, Eltern haben keine mit Wissenschaftlern auch nur annähernd vergleichbare Expertise!

1   Aus Wissenschaft wird ein gefährlicher Mythos

„Jeder Mythos verwandelt sich in einen gefährlichen Irrtum, wenn er nicht mehr der Wahrheitssuche dient, sondern uns in dem trügerischen Gedanken wiegt, daß ein Problem gelöst sei, obgleich es in Wirklichkeit noch gar nicht durchschaut worden ist. Das Problem, das ich

hier meine, ist natürlich das des infantilen Autismus. Es gibt viele Möglichkeiten, das Problem dieser Krankheit nicht zu erkennen. Eine der ältesten darunter ist wohl die, daß man diese Kinder als schwachsinnig oder hirngeschädigt einstuft. Aber auch dieser Glaube ist relativ jung, wenn man ihn mit der alten Überzeugung vergleicht, wonach diese Kinder von Tieren großgezogen worden sein sollen." [Bettelheim (1983)]

Der Mythos der „Kühlschrankmutter" und die Diskreditierung der Wissenschaft und des Wissenschaftlers Bettelheim führte zu 50 Jahren Stillstand in der Autismus-Forschung. Und Generationen von Eltern wurde die Hoffnung auf eine positive Entwicklung ihrer autistischen Kinder genommen.

„Wir haben es uns in diesem Buch unter anderem zur Aufgabe gemacht, mit einigen der weitverbreiteten und unserer Meinung nach falschen Ansichten über autistische Kinder aufzuräumen. Denn gerade in der Wissenschaft kann die Korrektur einer irrigen Auffassung stärker zur Lösung eines heiklen Problems beitragen als jede neue Entdeckung oder Theorie. Auch können irrige Auffassungen dazu führen, daß wertvolle Erkenntnisse, die wir bereits gemacht haben, nicht wirksam in die Praxis umgesetzt werden können. Die Erkenntnisse, die ich hier

meine, sind die, die wir bereits über den Autismus ge-
wonnen haben. **In den vorausgegangenen Kapiteln habe**
ich die Grundlagen unserer Überzeugung dargelegt,
wonach diese Kinder nicht schwachsinnig sind, son-
dern an einer Störung leiden, von der wir glauben, daß
sie funktionaler Art ist und daß sie in vielen Fällen,
wenn rechtzeitig und konsequent behandelt, reversibel
ist." [Bettelheim (1983)]

Heute können wir mit Sicherheit sagen, dass Bettelheim
mit dieser Äußerung recht hatte!

1.1   Beschränkung der Therapieansätze

Bettelheims Ziel, und das sollte klar geworden sein, war
es nicht, Eltern irgend etwas vorzuwerfen, sie für irgend
etwas verantwortlich zu machen.
Bettelheim wollte Mittel und Wege finden, autistischen
Kindern zu helfen.
„Das Problem der Therapierungsmöglichkeit
Wann immer der Infantile Autismus als angeborener
Defekt betrachtet wird, werden die resultierenden Ein-
stellungen gegenüber der Therapie pessimistisch sein.
Werden die Ursachen des Autismus jedoch zumindest
teilweise in der Umwelt gesucht, wird die sich daraus er-
gebende Einstellung optimistischer sein, weil dann die

68

zwar nicht immer gültige aber doch überzeugende Auffassung ins Spiel kommt, daß die Umwelt das, was sie verursacht hat, auch wieder korrigieren könne.

Aber der Pessimismus beschränkt sich nicht auf diejenigen, die die organische Hypothese verfechten. Ein Studium der Literatur läßt vermuten, daß auch unter den Fachleuten, die die psychogene Hypothese vertreten, eine zum Teil pessimistische Auffassung anzutreffen ist. Ich bin der Meinung, daß ein solcher Pessimismus nie gerechtfertigt und vermutlich auf die Tatsache zurückzuführen ist, daß allzu wenige Behandlungsversuche intensiv genug gewesen sind und – was noch wichtiger ist – nicht über den unerläßlichen Zeitraum von mehreren Jahren konsequent durchgehalten worden sind. Wenn also Kanner (1954 a) und Kanner und Lesser (1958) feststellen, der Infantile Autismus habe durch keine Form der Therapie beeinflußt werden können, so kann ich mir eine solche Feststellung nur mittels der Tatsache erklären, daß die Therapie unzulänglich gewesen sein muß, sei es nun in bezug auf die angewandten Methoden oder auf die Gründlichkeit beziehungsweise Dauer der Behandlung.
[Bettelheim (1983)]

Und er steht damit in klarem Kontrast zu Rimland, der Therapiemöglichkeiten jenseits von ABA von vornherein ausschließt.

„Rimland dagegen kennt überhaupt keine Zweifel, sondern stellt apodiktisch fest, daß »man von keiner Form einer psychiatrischen Behandlung weiß, die den Verlauf des Autismus ändern könnte«. Inwieweit Rimland recht oder unrecht hat, kann der Leser dann beurteilen, wenn er sich mit dem Fallgeschichten in diesem Buch auseinandergesetzt hat oder sich die Mühe macht, einige der Quellen, auf die sich Rimland bezieht, zu lesen. So führt er zum Beispiel, um seine eigenen Theorien zu erhärten, fünfmal Eveloff (1960) an, ohne freilich zu erwähnen, daß Eveloffs Bericht von einem dreieinhalbjährigen autistischen Mädchen handelt, das schon nach wenigen Monaten einer ambulanten Behandlung ausgezeichnete Fortschritte gemacht hatte. ...

Rimland behauptet weiterhin, daß »die Besserung in jenen Fällen, in denen sie stattgefunden hat, offensichtlich spontan gewesen ist« und daß die Chancen für eine solche Besserung gering seien. Ob die Besserung Marcias oder Joeys spontan gewesen ist oder aber das Ergebnis einer intensiven Behandlung, das zu entscheiden hat der Leser selbst Gelegenheit." [Bettelheim (1983)]

War es Ziel oder Folge der Diskreditierung Bettelheims, blieb nur noch ABA als Behandlungsmöglichkeit übrig. Ein Schelm, der sich bei der Verbindung von Rimland und Lovaas (als „Vater" von ABA) böses denkt.

1.2   ABA als vermeintlicher „Goldstandard"

Bis heute gilt, vollkommen zu unrecht und aufgrund massiver Propaganda der Elternorganisationen wie ASA und „Autism Speaks", aber auch „Autismus Deutschland", ABA als „Goldstandard" bei der Behandlung von frühkindlichem Autismus. Dabei gab es in 50 Jahren keine nennenswerte Entwicklung in diesem Bereich.

Die vermeintliche „Evidenzbasierung" ist pseudowissenschaftlicher Humbug, wie bereits in Schmidt (2016) dargelegt.

Erwähnen muss man der Vollständigkeit halber noch TECCH und PECS, denen aber auch das Verständnis, was Autismus ist und dass Autisten nicht mit Tieren auf eine Stufe zu stellen sind, fehlt.

Alternativen wie Kind-zentrierte Ansätze, die wir u.a. in Ganz, A.; Schmidt, B. J. (2016) dargestellt haben und den Grundgedanken Bettelheims sehr ähnlich sind, wurden bisher einfach zu unrecht ignoriert.

VII.   AUSBLICK

Es ist dringend geboten, dass wieder wissenschaftliche Prinzipien in der Autismus-Forschung Einzug halten. Dazu gehört auch die Diskussion über widerstreitende Theorien. Den permanenten „Semmelweis Reflex" [siehe: Schmidt (2016)] gilt es zu beseitigen.

Auch bezüglich möglicher Förderprogramme für Autisten muss den Kind-zentrierten Ansätzen kritische Aufmerksamkeit und Bereitschaft zur Weiterentwicklung zu Teil werden.
Weiterhin bedarf es eines gesellschaftlichen Wandels, denn, wie Vygotskij (1929) richtig schreibt:

„Thus, the task is not so much the education of blind children as it is the reeducation of the sighted. The latter must change their attitude toward blindness and toward the blind. The reeducation of the sighted poses a social pedagogical task of enormous importance."

Und das gilt bei Autismus genauso!

Eltern- und Selbsthilfegruppen sind wichtig, haben aber weit weniger als die von ihnen beanspruchte Expertise.

LITERATURVERZEICHNIS

Baker, Jeffrey P. (2010): Autism in 1959: Joey the mechanical boy. In: Pediatrics 125 (6), S. 1101–1103. DOI: 10.1542/peds.2010-0846.

Bettelheim, Bruno (1983): Die Geburt des Selbst. The Empty Fortress. Erfolgreiche Therapie autistischer Kinder

Bettelheim, Bruno (1971): Liebe allein genuegt nicht. Die Erziehung emotional gestoerter Kinder. 2., unveränd. Aufl. , Stuttgart: Klett

Bettelheim Bruno (1985): Erziehung zum Überleben. Zur Psychologie der Extremsituation. 2. Auflage. Stuttgart: Deutsche Verlags-Anstalt.

Frith, Uta (1989): Explaining the enigma.

Ganz, Andreas; Schmidt, Bernhard J. (2016): Klartext kompakt. Frühkindlicher Autismus: Verstehen = Helfen. Norderstedt: Books on Demand (Klartext kompakt, 8).

Khoziev, Vadim B.; Schmidt, Bernhard J. (2017): Auf der Suche nach einer Autismus-Theorie. Ein Russisch-Deutscher Dialog. 1. Auflage. Norderstedt: Books on Demand.

Rimland, Bernard (1964): Infantile Autism. The syndrome and its implications for a neural theory of behavior

Schmidt, Bernhard J. (2015):
Autist und Gesellschaft - Ein zorniger Perspektivenwechsel. Band 1: Autismus verstehen. Norderstedt: Books on Demand.

Schmidt, Bernhard J. (2016):
Autismus. Wenn Händewaschen hilft. Norderstedt: Books on Demand.

Schmidt, Bernhard J.; Ganz, Andreas (2016):
Klartext kompakt: Das Asperger Syndrom - nicht nur für Psychotherapeuten. Norderstedt: Books on Demand.

Vygotskij, Lev Semenovič (1929); in Rieber, Robert W.; Carton, Aaron S. (op. 1987-): The collected works of L.S. Vygotsky. New York: Plenum Press (Cognition and language).

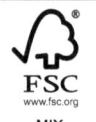

FSC
www.fsc.org

MIX

Papier aus ver-
antwortungsvollen
Quellen
Paper from
responsible sources

FSC® C105338